LA PREPARATION MENTALE DU SUCCES

VIA NEGATIVA

L'ESSENCE DE LA VALEUR

Sommaire.

Avant-propos de la via Négativa.

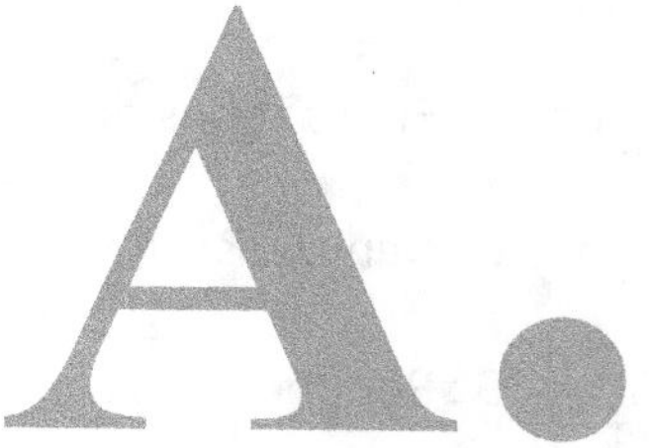

Vers une approche consciente et durable dans un monde en mutation.

Notre époque, marquée par des défis environnementaux et sociaux sans précédent, requiert une réflexion profonde et une action résolue pour façonner un avenir durable. Au cœur de cette quête, la Via Negativa, une approche philosophique et pratique, émerge comme une lumière guidant la manière dont nous interagissons avec le monde qui nous entoure.

Ce concept, popularisé par Nassim Taleb, transcende les frontières de la philosophie antique pour trouver une application concrète dans les besoins contemporains en biens de consommation, l'écologie et la prise de décision éclairée. Cette approche, en essence, nous encourage à éliminer le superflu pour embrasser une vie axée sur l'essentiel, durable et réfléchie.

La Via Negativa et la consommation responsable : dans une ère où la surconsommation prévaut, la Via Negativa nous rappelle de privilégier la qualité sur la quantité. En éliminant le superflu, elle oriente notre consommation vers des biens essentiels, durables et de qualité, favorisant ainsi une consommation responsable.

La Via Negativa et l'écologie : L'écho de la Via Negativa résonne également dans le domaine écologique. En éliminant les éléments indésirables de nos modes de vie, cette approche favorise une consommation axée sur des produits durables, éco-responsables et éthiques, contribuant ainsi à la préservation de notre planète.

La Via Negativa et la décision éclairée : La simplification des choix préconisée par la Via Negativa simplifie également la prise de décision. En se concentrant sur l'essentiel, les consommateurs peuvent évaluer plus clairement l'impact de leurs choix sur l'environnement, la société et leur bien-être, favorisant ainsi une décision éclairée.

La Via Negativa dans le monde des affaires : Les entreprises, également interpellées par cette philosophie, peuvent appliquer la Via Negativa en éliminant les processus inefficaces et les produits non durables. Cette démarche contribue à une économie plus circulaire et respectueuse de l'environnement, favorisant la résilience économique.

La Via Negativa et l'innovation : L'innovation, souvent perçue comme l'ajout constant de nouvelles fonctionnalités, peut également être stimulée par la Via Negativa. Elle encourage la recherche de solutions simples et efficaces, une approche qui peut redéfinir la façon dont nous abordons les défis actuels.

La Via Negativa et la Réduction des Déchets : En évitant l'accumulation d'objets non essentiels, la Via Negativa contribue à la réduction des déchets. Elle promeut une consommation basée sur la nécessité, réduisant ainsi la production de biens non durables et diminuant notre empreinte écologique.

En synthèse, la Via Negativa offre une perspective précieuse pour répondre aux besoins contemporains en encourageant une consommation consciente, éthique, écologique et des prises de décisions éclairées. Elle nous incite à embrasser une vie centrée sur la qualité, la durabilité et la résilience, des valeurs essentielles pour façonner un avenir durable dans ce monde en mutation.

Introduction.

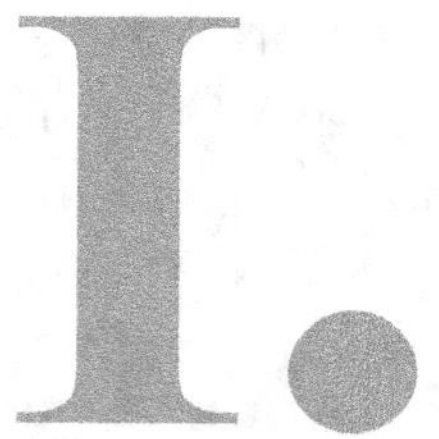

L'introduction à la Via Negativa de Nassim Taleb nous ouvre les portes d'une approche distinctive et réfléchie face à la compréhension du monde qui nous entoure. Fondée sur les principes de la négation et de l'élimination, cette philosophie transcende le simple cadre intellectuel pour s'inscrire dans une pratique quotidienne. En remontant à ses origines, nous découvrons comment la Via Negativa tire son inspiration de la pensée philosophique ancienne, notamment des mystiques et théologiens adeptes de l'apophatisme, posant ainsi les bases d'une approche contemporaine.

Cette exploration ne se contente pas de décortiquer les théories, elle s'attache également à dévoiler les applications pratiques de la Via Negativa. Comment pouvons-nous concrètement intégrer la négation et l'élimination dans nos choix quotidiens ? Quelles implications cela a t'il sur la façon dont nous prenons des décisions et abordons les défis de la vie ? Ces questions guideront notre parcours à travers les différentes facettes de la Via Negativa, révélant ainsi son impact concret sur notre existence. En effet, cette approche n'est pas simplement une idée abstraite, mais une philosophie ancrée dans l'action, invitant chacun à repenser sa manière d'appréhender le monde qui l'entoure.

Fiche 1 :
Origines de la Via Negativa.

La Via Negativa puise ses racines dans la pensée philosophique ancienne, en particulier dans les idées des mystiques et des théologiens qui préconisaient l'apophatisme. Taleb s'inspire de ces traditions pour élaborer une approche moderne qui met l'accent sur la compréhension par la négation plutôt que par l'affirmation.

Les fondements de la Via Negativa remontent aux racines profondes de la pensée philosophique ancienne, s'ancrant particulièrement dans les idées des mystiques et des théologiens qui prônaient l'apophatisme. Cette tradition, souvent associée à des penseurs tels que Maître Eckhart, Pseudo-Denys l'Aréopagite, et d'autres figures mystiques, cherchait à approcher la nature divine en éliminant les attributs humains et les concepts limités de Dieu.

L'apophatisme, ou "théologie négative", suggère que Dieu peut être mieux compris en niant ce qu'Il n'est pas plutôt qu'en essayant de le définir positivement. Cette approche met l'accent sur la transcendance et l'infini, soulignant que notre langage et nos concepts humains sont intrinsèquement limités pour appréhender la divinité.

Nassim Taleb puise dans cette riche tradition pour élaborer une approche contemporaine, la Via Negativa. Il transpose cette philosophie dans le contexte moderne en mettant l'accent sur la compréhension par la négation plutôt que par l'affirmation. Plutôt que de chercher à définir explicitement ce qu'est quelque chose, Taleb propose que nous puissions mieux le comprendre en éliminant ce qu'il n'est pas. Cette démarche s'inscrit dans une humilité intellectuelle, reconnaissant les limites de notre compréhension tout en cherchant à s'approcher de la vérité par des moyens indirects.

Ainsi, les origines de la Via Negativa témoignent d'une réflexion profonde sur la nature de la connaissance et la manière dont nous pouvons approcher la vérité. En intégrant ces idées anciennes dans un cadre moderne, Taleb ouvre la voie à une nouvelle façon de penser, invitant chacun à embrasser la puissance transformative de la négation pour atteindre une compréhension plus profonde du monde qui nous entoure.

Fiche 2 :
Éviter les Erreurs.

La phase "Éviter les Erreurs" de la Via Negativa proposée par Nassim Taleb constitue un appel à repenser notre approche face aux décisions et à l'acquisition de connaissances. Plutôt que de se concentrer uniquement sur l'accumulation constante de savoir-faire ou de compétences, Taleb préconise une approche plus prudente et résiliente.

L'idée centrale est de minimiser les erreurs en identifiant et éliminant activement les éléments indésirables de nos vies, de nos processus et de nos systèmes. Plutôt que de chercher à prédire l'avenir de manière précise, Taleb suggère que nous devrions nous concentrer sur la réduction des risques et des vulnérabilités en éliminant ce qui pourrait potentiellement causer des dommages.

Cette approche se fonde sur la reconnaissance de l'incertitude inhérente à la vie. Plutôt que de tenter de prédire chaque scénario possible, Taleb suggère que nous puissions renforcer notre résilience en nous concentrant sur ce que nous savons avec certitude être nuisible et en l'éliminant activement. Cette stratégie évite la surcharge d'informations inutiles et la complexité excessive souvent associées à la quête obsessionnelle de prédictions précises.

En mettant l'accent sur l'élimination des erreurs plutôt que sur l'addition constante d'éléments positifs, Taleb propose une approche pragmatique pour naviguer dans un monde complexe et incertain.

Cette philosophie encourage à adopter une humilité intellectuelle, à reconnaître les limites de notre capacité à anticiper l'avenir, et à privilégier des actions ciblées visant à éliminer les sources de fragilité dans nos choix et nos systèmes. Ainsi, "Éviter les Erreurs" devient une invitation à une prise de décision plus réfléchie, axée sur la réduction des risques potentiels plutôt que sur la poursuite incessante d'une connaissance exhaustive.

Fiche 3 :
La robustesse par la soustraction.

La philosophie de la Via Negativa atteint une profondeur supplémentaire lorsqu'elle explore le concept de "Robustesse par la soustraction". Cette étape s'articule autour de l'idée audacieuse selon laquelle la solidité d'un système ne découle pas nécessairement de l'ajout constant d'éléments positifs, mais plutôt de la suppression proactive des éléments fragiles.

Dans cette perspective, Taleb suggère qu'au lieu de chercher à accumuler des actifs, des compétences ou des connaissances de manière continue, nous devrions nous concentrer sur l'élimination des aspects vulnérables de notre vie, de nos processus et de nos systèmes. La notion sous-jacente est que, en éliminant ce qui est fragile, nous renforçons intrinsèquement notre capacité à résister aux chocs et à l'incertitude.

Cette approche requiert une certaine prudence et une évaluation constante des éléments qui pourraient potentiellement affaiblir un système. Elle suggère que la recherche constante de gains n'est pas la seule voie vers la robustesse, mais que la protection contre les perturbations et les risques est tout aussi cruciale, voire plus.

La "Robustesse par la soustraction" souligne également une vision différente de la résilience. Plutôt que de simplement chercher à s'adapter aux changements après qu'ils se soient produits, cette approche encourage à éliminer activement ce qui pourrait être un point de faiblesse dans la structure d'un système, créant ainsi une solidité inhérente.

En résumé, cette étape de la Via Negativa propose un changement de paradigme significatif, remettant en question la croyance conventionnelle selon laquelle la croissance continue est la clé du succès. Au contraire, elle suggère que la véritable robustesse réside dans la prudence, la suppression des fragilités et une approche réfléchie de la gestion des risques, tout en favorisant la stabilité dans un monde souvent imprévisible.

Fiche 4 :
L'exploration de l'antifragilité.

L'exploration de l'antifragilité dans le contexte de la Via Negativa représente une avancée significative dans la pensée de Nassim Taleb. L'antifragilité va au-delà de la simple résilience : elle suggère que les systèmes peuvent non seulement survivre aux chocs et à l'adversité, mais qu'ils peuvent aussi en tirer avantage pour s'améliorer.

En intégrant la Via Negativa, qui met l'accent sur la suppression des éléments indésirables, avec le concept d'antifragilité, Taleb propose une approche dynamique de la gestion des risques. L'élimination des éléments fragiles devient alors non seulement une stratégie défensive, mais aussi une opportunité de favoriser la croissance et le développement.

Supprimer la fragilité implique la création d'environnements qui réagissent positivement aux perturbations. Au lieu de simplement éviter les chocs, cette approche encourage à les transformer en occasions d'apprentissage et d'amélioration. Les systèmes antifragiles ne se contentent pas de survivre à l'incertitude, ils en tirent profit pour se renforcer. Cette notion d'antifragilité peut être illustrée dans divers domaines, que ce soit au niveau des organisations, des marchés financiers, ou même dans la vie personnelle. Par exemple, une entreprise antifragile ne se contente pas de résister à la concurrence et aux changements de marché, elle trouve des moyens d'innover et de se développer à partir des défis rencontrés.

En somme, la combinaison de la Via Negativa et de l'antifragilité offre une perspective puissante pour aborder l'incertitude. Elle propose une approche proactive qui va au-delà de la simple résistance, embrassant les défis comme des opportunités de croissance. Ainsi, plutôt que de craindre l'adversité, cette approche invite à la transformer en un moteur d'amélioration continue et de résilience accrue.

Fiche 5 :
Simplicité et élimination du superflu.

L'argument de Nassim Taleb en faveur de la "simplicité et élimination du superflu" au sein de la Via Negativa reflète une vision pragmatique de la prise de décision et de la gestion de la complexité. Taleb propose que la concentration sur l'essentiel, obtenue par l'élimination du superflu, permets non seulement de simplifier nos vies, mais aussi d'améliorer la qualité de nos décisions.

La surcharge d'informations et la complexité excessive peuvent souvent conduire à des erreurs coûteuses. Taleb soutient que le superflu, qu'il s'agisse d'informations inutiles, de processus complexes ou d'éléments non essentiels, peut nuire à notre capacité à prendre des décisions éclairées. En simplifiant notre environnement et en éliminant ce qui est superflu, nous réduisons la charge cognitive et clarifions notre vision, ce qui conduit à des choix plus judicieux.

La simplicité devient alors un principe directeur dans la gestion des incertitudes et des risques. En se concentrant sur l'essentiel, nous sommes mieux équipés pour identifier et réagir aux éléments critiques, sans être encombrés par un excès d'informations ou de complexités inutiles. Cela permet également une meilleure adaptation aux changements rapides et imprévus, car les systèmes simplifiés sont souvent plus flexibles et résilients.

Taleb souligne que l'élimination du superflu n'implique pas nécessairement une réduction drastique, mais plutôt un discernement intelligent pour identifier ce qui est essentiel et ce qui peut être éliminé sans compromettre l'efficacité. Cette approche de la simplicité favorise la clarté, la rapidité de décision et, finalement, une meilleure navigation à travers la complexité du monde.

Ainsi, la "simplicité et élimination du superflu" dans la Via Negativa représente un appel à une évaluation critique de ce qui est vraiment nécessaire, guidant ainsi vers des choix plus éclairés, une efficacité accrue et une meilleure résistance face à l'incertitude.

Fiche 6 :
Le rôle de l'incertitude.

Dans la philosophie de la Via Negativa, le "Rôle de l'Incertitude" est un élément clé. Plutôt que de craindre l'incertitude, Nassim Taleb encourage à l'embrasser, à la comprendre et à s'adapter de manière proactive aux changements imprévus.

L'approche de la Via Negativa face à l'incertitude se distingue par son accent sur l'élimination des facteurs de risque plutôt que sur leur prédiction. Plutôt que de consacrer des efforts considérables à anticiper chaque éventualité, Taleb suggère que nous devrions concentrer notre énergie sur la création de systèmes et de décisions capables de s'ajuster rapidement face à l'incertitude.

Cette approche favorise une mentalité adaptable. En se concentrant sur l'élimination des facteurs de risque, elle crée des bases solides qui permettent aux systèmes de réagir de manière agile aux changements inattendus. Plutôt que d'être paralysés par l'incertitude, ceux qui embrassent la Via Negativa sont prêts à ajuster leur trajectoire en fonction des circonstances évolutives.

En outre, cette philosophie reconnaît que la prédiction parfaite de l'avenir est souvent hors de notre portée. L'incertitude fait partie intégrante de la vie et des systèmes complexes. Plutôt que de chercher à la contourner, la Via Negativa propose de s'y adapter intelligemment en éliminant les aspects fragiles qui pourraient être particulièrement vulnérables en période d'incertitude.

En résumé, le "Rôle de l'Incertitude" dans la Via Negativa met en avant une approche réaliste et proactive face à l'incertitude, créant ainsi des fondations résilientes capables de naviguer avec succès dans un monde imprévisible. Elle incite à voir l'incertitude comme une constante inévitable et à canaliser son énergie vers la création de systèmes robustes, prêts à affronter et à s'adapter aux changements inattendus.

Fiche 7 :
L'art du non faire.

L'exploration de "l'art du non-faire" dans la Via Negativa représente une perspective fascinante sur l'efficacité de l'inaction délibérée dans certains contextes. Cette idée, souvent attribuée au taoïsme et à la philosophie orientale, s'inscrit parfaitement dans le cadre de la Via Negativa de Nassim Taleb.

L'essence de "l'art du non-faire" réside dans la compréhension qu'il y a des moments où l'inaction peut être plus puissante et efficace que l'action. Plutôt que de s'engager dans des efforts actifs qui pourraient être contreproductifs, l'approche consiste à éliminer délibérément les obstacles et à permettre aux choses de se dérouler naturellement.

Cela revient à reconnaître les limites de notre influence et à accepter que certaines situations peuvent s'améliorer d'elles-mêmes si nous éliminons ce qui les entrave. En éliminant les éléments nuisibles plutôt qu'en essayant constamment de forcer une issue, on favorise des résultats plus harmonieux et plus conformes à la nature intrinsèque des systèmes.

"L'Art du Non-Faire" invite également à une humilité intellectuelle, reconnaissant que parfois notre intervention peut aggraver les choses plutôt que les améliorer. En identifiant les obstacles et en permettant aux processus naturels de se dérouler, on peut créer un environnement propice à des résultats plus souhaitables.

Cette philosophie se manifeste dans divers domaines de la vie, que ce soit dans la résolution de problèmes, la prise de décision ou la gestion des relations. Il ne s'agit pas d'une invitation à l'inaction totale, mais plutôt d'une approche réfléchie qui reconnaît le pouvoir de créer des conditions favorables en éliminant ce qui entrave.

Ainsi, "l'art du non-faire" dans la Via Negativa offre une perspective équilibrée sur l'efficacité, suggérant que parfois, en agissant avec prudence et en éliminant intelligemment les obstacles, on peut obtenir des résultats plus bénéfiques que par des efforts actifs souvent impulsifs.

Fiche 8 :
Adaptabilité et flexibilité.

L'une des caractéristiques essentielles de la Via Negativa réside dans sa promotion de l'adaptabilité et de la flexibilité en éliminant les contraintes. Cette approche, prônée par Nassim Taleb, cherche à créer des systèmes capables de s'ajuster organiquement aux changements, renforçant ainsi leur résilience face à des conditions en constante évolution.

En éliminant les contraintes, qu'elles soient d'ordre structurel, conceptuel ou opérationnel, la Via Negativa permet aux systèmes de demeurer malléables. Cette capacité d'adaptation organique est particulièrement cruciale dans un monde où l'incertitude et la volatilité sont la norme. En se débarrassant des éléments qui rigidifient un système, on crée un environnement propice à des ajustements fluides et rapides.

L'élimination des contraintes favorise également une réactivité accrue aux changements imprévus. Plutôt que d'être entravés par des structures trop rigides, les systèmes peuvent se plier et se réorganiser de manière plus souple, garantissant ainsi une meilleure adaptation aux nouveaux défis et opportunités.

Cette approche est particulièrement pertinente dans des domaines tels que la gestion d'entreprise, la conception de produits ou la planification stratégique. Les organisations qui adoptent la Via Negativa cherchent à éliminer les bureaucraties excessives, les processus inefficaces et les structures hiérarchiques trop rigides, favorisant ainsi une culture où l'adaptation et la flexibilité sont encouragées.

En somme, la Via Negativa offre une vision dynamique de l'adaptation et de la flexibilité, en mettant en lumière la nécessité de créer des systèmes résilients et adaptables en éliminant les contraintes superflues. Cette approche non seulement permet de mieux naviguer dans un monde en constante évolution, mais elle offre également une perspective sur la manière de cultiver des systèmes qui prospèrent grâce à leur capacité à s'ajuster de manière organique

Fiche 9 :
Mise en pratique dans la vie quotidienne.

La mise en pratique de la Via Negativa dans la vie quotidienne constitue une approche concrète et transformative. Elle repose sur des choix délibérés visant à éliminer les éléments non essentiels de notre quotidien, avec un accent particulier sur la simplification des routines, la prise de décisions éclairées et la gestion des relations.

1. **Simplification des routines :** En adoptant la Via Negativa, on peut simplifier les routines en identifiant et en éliminant les éléments superflus. Cela peut signifier réduire les engagements inutiles, éliminer des tâches redondantes, ou repenser la manière dont on alloue son temps. La simplification des routines libère de l'énergie et de l'attention pour des aspects plus significatifs de la vie.

2. **Prise de décisions éclairées :** La Via Negativa encourage une prise de décision éclairée en se concentrant sur l'élimination des options risquées ou non nécessaires. Plutôt que de rechercher constamment de nouvelles opportunités, cette approche invite à éliminer ce qui pourrait être source d'erreurs ou de complexités inutiles. Cela permet de

prendre des décisions plus judicieuses et cohérentes avec nos objectifs.

3. **Gestion des relations :** Dans le domaine des relations, la Via Negativa implique parfois l'élimination des relations toxiques ou peu productives. En se débarrassant des liens qui peuvent être source de stress ou de négativité, on crée un espace pour des connexions plus significatives et enrichissantes. Cela peut également se traduire par une communication plus claire et la définition de limites saines.

4. **Minimisation des possessions :** Appliquer la Via Negativa peut également se manifester dans la minimisation des possessions matérielles. En éliminant les objets non essentiels, on favorise un environnement épuré et on libère de l'espace physique et mental. Cela va de pair avec la notion que la simplification matérielle peut conduire à une vie plus riche sur le plan de l'expérience et de la satisfaction.

5. **Priorisation des objectifs :** En éliminant les distractions et les engagements non prioritaires, la Via Negativa permet de concentrer son énergie sur les objectifs essentiels. Cela favorise un mode de vie axé sur la qualité plutôt que la quantité, en mettant

en avant ce qui est réellement important pour une vie épanouissante.

En résumé, la Via Negativa dans la vie quotidienne incite à une réflexion constante sur ce qui est réellement nécessaire et bénéfique. En éliminant les éléments non essentiels, on crée un espace pour la clarté, la simplicité et une vie plus alignée sur nos valeurs fondamentales. C'est une approche qui favorise une existence épurée, résiliente et enrichissante.

Fiche 10 :
Limites et critiques.

La Via Negativa, bien que riche en avantages, présente certaines limites et a fait l'objet de critiques, soulignant la nécessité d'une compréhension équilibrée pour son application judicieuse.

1. **Aversion excessive au risque :** L'une des critiques fréquentes de la Via Negativa concerne le risque d'une aversion excessive. En cherchant constamment à éliminer les éléments indésirables, il peut en résulter une attitude trop prudente, limitant ainsi la prise de risques nécessaires pour favoriser la croissance et l'innovation. Un équilibre subtil entre l'élimination des risques inutiles et la prise de risques calculés est crucial pour éviter une paralysie décisionnelle.

2. **Limitation des opportunités :** L'élimination constante dans le cadre de la Via Negativa peut potentiellement conduire à la limitation des opportunités. En évitant systématiquement des domaines incertains, on risque de manquer des occasions de développement et d'apprentissage. Cette approche peut être contre-productive si elle est poussée à l'extrême, car la croissance souvent découle de la capacité à naviguer intelligemment dans des environnements complexes.

3. **Application contextuelle :** Certains critiques soulignent que la Via Negativa peut ne pas être une approche universellement applicable. Son efficacité peut dépendre fortement du contexte, de la nature des problèmes ou des décisions à traiter, et de la personnalité de l'individu qui l'applique. Il est important de reconnaître que toutes les situations ne se prêtent pas nécessairement à une approche purement négative.

4. **Complexité de l'élimination :** Dans la pratique, l'élimination constante peut parfois être plus complexe qu'il n'y paraît. Identifier ce qui est réellement nuisible peut être délicat, et les conséquences involontaires de certaines éliminations peuvent ne pas être immédiatement évidentes. Cela souligne la nécessité d'une réflexion approfondie et d'une compréhension approfondie du contexte.

5. **Équilibre avec des approches positives :** Certains experts notent que la Via Negativa ne devrait pas être utilisée de manière exclusive. Une approche équilibrée intégrant des éléments de la pensée positive, de la recherche d'opportunités et de la croissance proactive peut compléter de manière bénéfique la philosophie négative, créant ainsi un cadre plus complet.

En conclusion, bien que la Via Negativa offre des perspectives puissantes sur la résilience et la prise de décision, une compréhension nuancée de ses limites est essentielle. Son application réussie repose sur la reconnaissance d'un équilibre entre la minimisation des risques et la recherche stratégique d'opportunités. Cela nécessite une adaptabilité et une réflexion contextuelle pour tirer pleinement parti de ses avantages tout en atténuant ses éventuelles limitations.

Fiche 11 :
Efficacité par la concentration.

La Via Negativa, lorsqu'appliquée à l'efficacité par la concentration, met en lumière le pouvoir de la focalisation sur des tâches ou des objectifs essentiels pour éviter la dispersion des efforts. Dans un monde caractérisé par une multitude de sollicitations et de distractions constantes, la nécessité de se concentrer sur l'essentiel devient cruciale.

Plutôt que de se disperser sur de multiples fronts, la Via Negativa suggère que diriger son énergie vers ce qui est véritablement fondamental maximise la productivité. Cela signifie identifier les tâches qui contribuent de manière significative aux objectifs fixés, éliminant ainsi le superflu qui peut souvent diluer l'effort et l'attention.

La concentration sur l'essentiel n'est pas simplement une question de gestion du temps, mais aussi une stratégie mentale. En éliminant les distractions inutiles et en se recentrant sur les priorités, la Via Negativa crée un environnement propice à l'efficacité. Cette approche favorise la qualité du travail sur la quantité, soulignant l'importance de produire des résultats significatifs plutôt que simplement d'accomplir des tâches. En minimisant les distractions, qu'elles soient d'ordre physique ou numérique, la concentration devient plus profonde et plus soutenue. Cette profondeur d'attention permet non seulement d'accomplir les tâches plus rapidement, mais également de les accomplir de manière plus réfléchie et de meilleure qualité.

En résumé, l'efficacité par la concentration selon la Via Negativa préconise une approche stratégique de l'utilisation de l'énergie et du temps. En se focalisant sur l'essentiel, cette méthode conduit à une maximisation de la productivité tout en créant un environnement propice à l'accomplissement significatif des objectifs.

Fiche 12 :
Essence de la valeur.

L'application de la Via Negativa à l'essence de la valeur repose sur le principe fondamental de l'élimination des aspects superficiels pour révéler la véritable importance d'un produit, d'une idée ou d'une action. Cette approche cherche à dénuder l'objet de son ornement inutile afin de mettre en lumière sa substance réelle. Au cœur de cette démarche se trouve la nécessité de se défaire des éléments superflus qui souvent obscurcissent la perception de la véritable valeur. La surcharge d'informations, d'options ou d'attributs peut rendre difficile la distinction entre ce qui est authentiquement essentiel et ce qui est simplement accessoire.

La Via Negativa suggère que la clarté sur la valeur réelle émerge de la suppression des éléments non indispensables. En éliminant le superflu, on met l'accent sur ce qui est fondamental et intrinsèque, facilitant ainsi une évaluation plus précise et une compréhension plus profonde.

Cette approche favorise des choix plus significatifs en alignant les décisions sur les valeurs fondamentales. En se concentrant sur l'essentiel, on évite les choix basés sur des critères superficiels ou des tendances éphémères. Cela conduit à des décisions plus réfléchies et plus en phase avec ce qui a une réelle importance à nos yeux.

Dans le domaine des produits, cela peut se traduire par une préférence pour la qualité intrinsèque plutôt que pour des caractéristiques superficielles. Dans le domaine des idées, cela pourrait signifier mettre l'accent sur la pertinence plutôt que sur la popularité éphémère. En actions, cela encourage à agir en accord avec des principes fondamentaux plutôt que de suivre des impulsions momentanées.

En somme, l'essence de la valeur selon la Via Negativa réside dans la simplicité épurée. En éliminant le superflu, cette approche permet de discerner la véritable importance, favorisant des choix et des engagements plus profonds et plus alignés sur nos valeurs fondamentales.

Fiche 13 :
Économie des moyens.

La Via Negativa, appliquée à l'économie des moyens, incite à atteindre des objectifs avec le minimum nécessaire, inscrivant ainsi son approche dans la simplicité et l'efficacité. Cette notion repose sur le rejet de la complexité et le principe fondamental de minimiser les efforts inutiles pour maximiser l'efficacité.

Au coeur de cette philosophie se trouve la recherche constante d'une voie qui permet d'atteindre les buts fixés en évitant toute dépense superflue, que ce soit en termes de ressources, de temps ou d'énergie. Plutôt que d'adopter une approche extravagante ou excessive, l'économie des moyens préconise une utilisation judicieuse et réfléchie des ressources disponibles.

Éviter la complexité devient une directive clé. Plutôt que de créer des systèmes, des processus ou des solutions excessivement compliqués, la Via Negativa encourage à simplifier autant que possible, tout en préservant l'efficacité. Cela peut impliquer la suppression d'étapes inutiles, la réduction des fonctionnalités non essentielles, ou encore la concentration sur l'essentiel pour atteindre les résultats désirés.

L'économie des moyens embrasse également la notion d'efficacité dans l'utilisation du temps et de l'énergie. Elle suggère de diriger ses efforts vers des actions qui apportent une réelle valeur, plutôt que de se disperser sur des tâches secondaires ou des détails non essentiels.

Cette approche trouve une corrélation avec le principe de minimisation des efforts inutiles. Plutôt que de s'engager dans des efforts démesurés, la Via Negativa encourage à identifier le point optimal où le minimum d'effort produit le maximum de résultats. Cela implique de se libérer des éléments qui n'apportent pas une contribution significative à l'objectif final.

En résumé, l'économie des moyens selon la Via Negativa propose une approche pragmatique et économe. En éliminant l'excès, cette philosophie favorise des solutions simples et efficaces, en ligne avec le principe de minimisation des efforts inutiles, tout en cherchant à atteindre les objectifs de manière judicieuse et éclairée.

Fiche 14 :
Auto-Limitation.

L'auto-limitation, envisagée à travers la lentille de la Via Negativa, représente un choix délibéré de restreindre les options et les actions individuelles. Cette stratégie repose sur la conviction que la vie peut être enrichie en évitant la surcharge d'engagements et en privilégiant une concentration profonde sur des aspects véritablement significatifs.

Au coeur de l'auto-limitation se trouve la reconnaissance que notre capacité d'attention et d'énergie est finie. Face à un monde en constante expansion d'options, de stimuli et d'obligations, l'auto-limitation devient une réponse consciente pour éviter la dispersion et préserver une qualité de vie plus équilibrée.

Choisir délibérément de restreindre ses options peut sembler contre-intuitif dans une société qui valorise souvent la diversité et l'abondance. Cependant, la Via Negativa suggère que la qualité de vie émerge de la capacité à se libérer du superflu, à dire "non" à ce qui n'ajoute pas de valeur, et à se concentrer sur l'essentiel.

En éliminant le superflu, l'individu peut approfondir sa concentration sur des aspects significatifs de sa vie. Cela peut se manifester par une attention plus attentive aux relations, une immersion plus profonde dans des projets créatifs, ou une réflexion plus approfondie sur ses propres objectifs et aspirations.

L'auto-limitation peut également conduire à une vie plus équilibrée en évitant la surcharge d'engagements. En disant "non" à des exigences non essentielles, on libère du temps et de l'énergie pour se consacrer pleinement à ce qui compte réellement. Cela peut améliorer la qualité des relations, réduire le stress et favoriser une meilleure santé mentale.

Dans un monde souvent caractérisé par l'excès d'options, d'informations et de possibilités, l'auto-limitation offre une voie alternative pour cultiver une vie riche en significations profondes. Elle incarne la puissance de dire "non" pour créer un espace permettant un "oui" plus profond et plus intentionnel aux éléments essentiels de la vie.

Fiche 15 :
Silence productif.

La Via Negativa met en avant la valeur du silence dans la productivité en proposant une approche où l'élimination du bruit superflu, qu'il soit physique ou mental, devient un catalyseur essentiel pour favoriser une productivité plus significative.

Le silence productif va au-delà de l'absence de bruit audible. Il englobe également le calme mental, la réduction des distractions et la création d'un espace propice à la concentration profonde. Dans un monde constamment bombardé par des stimuli, la Via Negativa suggère que la création délibérée d'un environnement silencieux peut être un atout puissant. En éliminant le bruit physique, que ce soit le vacarme de l'environnement ou les distractions auditives, on offre à l'esprit la possibilité de se concentrer sans être constamment interrompu. Cela crée un cadre propice à la réflexion profonde, à la résolution de problèmes complexes et à la réalisation de tâches qui exigent une concentration soutenue.

De plus, le silence productif englobe également la réduction du bruit mental. En éliminant la surcharge d'informations inutiles, les pensées parasites et les préoccupations non essentielles, on crée un espace mental propice à la créativité et à la clarté de pensée. Cela favorise une productivité qui va au-delà de la simple exécution de tâches, en encourageant des idées novatrices et une approche réfléchie.

Le silence, dans cette perspective, n'est pas seulement une absence de sons, mais un état d'esprit. Il offre la possibilité d'approfondir la réflexion, de stimuler la créativité et de promouvoir une productivité significative. La Via Negativa souligne ainsi l'importance de créer des moments de silence dans notre vie quotidienne pour permettre une concentration profonde et un travail plus significatif.

Fiche 16 :
La conservation d'énergie.

La Via Negativa, appliquée à la conservation d'énergie, propose une approche qui encourage à éviter les investissements inutiles d'énergie dans divers aspects de la vie, que ce soit dans des relations, des projets ou des activités. En se concentrant sur ce qui compte vraiment, cette philosophie vise à maximiser l'efficacité énergétique individuelle.

Au coeur de cette idée se trouve la reconnaissance que l'énergie personnelle est une ressource limitée. Dans un monde où les sollicitations sont constantes, la Via Negativa suggère qu'il est crucial de diriger cette énergie vers des domaines qui apportent une valeur significative, plutôt que de la dissiper dans des actions ou des engagements peu fructueux.

Dans le contexte des relations, cela peut signifier éviter les interactions énergivores qui n'apportent pas de valeur ou qui sont sources de stress inutile. La conservation d'énergie dans les relations implique de choisir délibérément où investir son temps et son engagement émotionnel, favorisant des relations saines et significatives.

Dans le cadre des projets, la Via Negativa encourage à concentrer l'énergie sur les aspects essentiels plutôt que de disperser ses efforts sur des détails peu pertinents. Cela peut impliquer l'élimination de tâches superflues, la simplification des processus, et la recherche d'une approche épurée pour maximiser l'efficacité énergétique.

En ce qui concerne les activités personnelles, la conservation d'énergie implique de choisir des activités qui apportent une satisfaction réelle et qui sont alignées sur les objectifs personnels. Éviter de s'engager dans des activités non essentielles permet de préserver l'énergie pour des choses plus significatives, créant ainsi une vie plus équilibrée.

Maximiser l'efficacité énergétique n'est pas synonyme de passivité, mais plutôt d'une utilisation judicieuse de l'énergie disponible. La Via Negativa encourage à identifier les domaines où l'investissement d'énergie produit les meilleurs résultats, contribuant ainsi à une vie plus équilibrée, moins stressante et plus en phase avec ce qui compte vraiment.

Fiche 17 :
Élimination des distractions.

La Via Negativa, appliquée à l'élimination des distractions, offre une approche méthodique pour se libérer des éléments perturbateurs, qu'ils soient numériques, sociaux ou environnementaux. En simplifiant l'environnement, cette approche vise à favoriser une concentration accrue, facilitant ainsi une meilleure gestion du temps et une plus grande productivité.

1. Distractions numériques : Dans un monde fortement connecté, les dispositifs numériques peuvent être des sources majeures de distraction. La Via Negativa suggère de minimiser ces distractions en limitant le temps passé sur les réseaux sociaux, en désactivant les notifications non essentielles et en établissant des périodes spécifiques pour les activités en ligne. En simplifiant l'usage des technologies, on libère de l'espace mental pour des tâches plus significatives.

2. Distractions sociales : Les interactions sociales peuvent également devenir des distractions si elles ne sont pas gérées de manière judicieuse. La Via Negativa propose de sélectionner soigneusement les engagements sociaux, en favorisant des interactions de qualité plutôt que la quantité. Cela peut impliquer de dire "non" à des événements non essentiels et de privilégier des moments sociaux qui contribuent réellement à la vie.

3. Distractions environnementales : L'environnement physique peut être une source majeure de distractions. La Via Negativa encourage à simplifier cet environnement en éliminant le superflu, en organisant l'espace de manière efficace, et en créant des zones dédiées aux tâches spécifiques. En éliminant le désordre et en optimisant l'espace, on crée un cadre propice à la concentration.

En éliminant les distractions, cette approche permet une meilleure gestion du temps. En se focalisant sur des tâches spécifiques sans interruption, on maximise l'efficacité et la qualité du travail accompli. Cela favorise également une plus grande immersion dans les activités, ce qui peut conduire à une meilleure créativité et à une plus grande satisfaction dans les résultats obtenus.

La Via Negativa, dans cette optique, offre une méthodologie pratique pour créer un environnement propice à la concentration et à la productivité. En éliminant les distractions, on libère de l'espace mental et temporel pour des activités qui comptent vraiment, contribuant ainsi à une vie plus équilibrée et significative.

Fiche 18 :
Minimalisme financier.

Le minimalisme financier, aligné avec la Via Negativa, se concentre sur la suppression délibérée des dépenses non essentielles. Cette approche vise à simplifier la gestion financière, favorisant une vie plus frugale et économe, et conduisant éventuellement à une liberté financière accrue.

1. Suppression des dépenses non essentielles : Dans le cadre du minimalisme financier, la première étape consiste à examiner attentivement les dépenses courantes et à identifier celles qui ne contribuent pas de manière significative à la qualité de vie. En éliminant les dépenses non essentielles, on libère des ressources financières pour des choses plus significatives, tout en réduisant le fardeau financier.

2. Vie Frugale : Adopter un mode de vie frugal est un aspect central du minimalisme financier. Cela implique de privilégier la fonctionnalité et la qualité plutôt que la surabondance matérielle. En se concentrant sur l'essentiel, on évite les dépenses impulsives et les acquisitions inutiles, ce qui contribue à une gestion financière plus responsable.

3. Élimination de la dette : La Via Negativa appliquée au minimalisme financier encourage l'élimination de la dette non essentielle. En se libérant de l'emprise des dettes, on accroît sa liberté financière et on réduit la pression économique. Cela permet également de se concentrer sur la constitution d'économies et d'investissements judicieux.

4. Priorisation des investissements significatifs : Minimalisme financier ne signifie pas l'absence totale d'investissements, mais plutôt la priorisation des investissements significatifs. La Via Negativa encourage à éliminer les investissements qui n'apportent pas une valeur réelle, en faveur de ceux qui contribuent à la croissance personnelle, à la sécurité financière et à la réalisation des objectifs à long terme.

5. Liberté financière accrue : En éliminant les dépenses inutiles, en adoptant un mode de vie frugal et en gérant judicieusement les finances, le minimalisme financier conduit à une liberté financière accrue. Cela signifie avoir plus de contrôle sur ses ressources, être moins enclin aux pressions financières, et être libre de faire des choix basés sur des valeurs plutôt que sur des contraintes financières.

En synthèse, le minimalisme financier selon la Via Negativa offre une approche pratique pour simplifier la vie financière, libérer des ressources pour des choses significatives et progresser vers une liberté financière qui permet une vie plus équilibrée et alignée sur ses valeurs fondamentales.

Fiche 19 :
Renoncement bénéfique.

La Via Negativa, avec son concept de renoncement délibéré, suggère que l'abandon intentionnel de certaines choses peut étonnamment conduire à des avantages inattendus. En se libérant du superflu, cette approche offre la possibilité de découvrir une vie plus épanouissante et centrée sur ce qui compte vraiment.

1. Libération du Superflu : Le renoncement bénéfique commence par l'identification des éléments superflus dans la vie quotidienne. Cela peut inclure des possessions matérielles non essentielles, des engagements sociaux chronophages, ou même des habitudes de pensée qui ne servent pas le bien-être. En renonçant à ces éléments, on crée de l'espace pour des expériences plus significatives.

2. Découverte de valeurs fondamentales : En se libérant du superflu, on a l'opportunité de découvrir et de renforcer ses valeurs fondamentales. Le renoncement permet de se défaire des influences externes qui peuvent parfois dévier de la trajectoire personnelle. Cela ouvre la voie à une vie plus authentique et alignée sur ce qui est vraiment important.

3. Simplification de la vie : Le renoncement, dans le contexte de la Via Negativa, conduit à la simplification de la vie. En se déchargeant de l'inutile, on allège le fardeau quotidien, réduisant le stress et permettant une existence plus calme et concentrée. Cela favorise également la clarté mentale et la prise de décision éclairée.

4. Libération du temps : Renoncer à des engagements non essentiels libère du temps précieux. Cela permet de consacrer plus d'attention aux relations significatives, aux activités qui apportent de la joie, et à la poursuite de passions personnelles. Le renoncement devient ainsi une passerelle vers une utilisation plus intentionnelle du temps.

5. Avantages inattendus : Lorsqu'on choisit consciemment de renoncer à certaines choses, des avantages inattendus peuvent émerger. Il peut s'agir d'une meilleure santé mentale, d'une connexion plus profonde avec les autres, ou même d'opportunités inattendues qui se présentent lorsque l'on crée de l'espace dans sa vie.

6. Épanouissement personnel : Le renoncement bénéfique, guidé par la Via Negativa, contribue à l'épanouissement personnel. En s'éloignant de l'encombrement matériel et mental, on crée un environnement propice à la croissance personnelle, à l'apprentissage continu et à la recherche de la satisfaction intérieure. En fin de compte, le renoncement bénéfique, dans le cadre de la Via Negativa, devient un catalyseur pour une vie plus épanouissante. En embrassant consciemment ce processus, on découvre que l'abandon de certaines choses peut être la clé pour libérer le potentiel d'une vie plus riche en sens et en accomplissements personnel.

Fiche 20 :
Élimination des biais cognitifs.

L'application de la Via Negativa à la réduction des biais cognitifs englobe une démarche constante de remise en question des préjugés non fondés et une élimination progressive des obstacles mentaux qui peuvent entraver une pensée claire et objective. Cette approche vise à favoriser une prise de décision plus éclairée et éthique.

1. Conscience des biais : Le premier pas dans l'élimination des biais cognitifs consiste à développer une conscience aigüe de leur existence. Cela nécessite une introspection constante pour identifier les schémas de pensée automatiques et les préjugés qui peuvent influencer la perception du monde.

2. Remise en question systématique : Appliquer la Via Negativa à la réduction des biais implique une remise en question systématique des idées préconçues. Plutôt que d'ajouter de nouveaux filtres à la pensée, cette approche encourage à éliminer progressivement ceux qui sont superflus ou nuisibles à une compréhension objective.

3. Élimination des obstacles mentaux : Les biais cognitifs peuvent être perçus comme des obstacles mentaux qui entravent la clarté de la pensée. La Via Negativa propose une élimination progressive de ces obstacles en se concentrant sur la suppression des préjugés plutôt que sur l'ajout constant de nouvelles perspectives. Cela favorise une vision plus nette de la réalité.

4. Pensée claire et objective : L'objectif ultime de l'élimination des biais cognitifs est de promouvoir une pensée claire et objective. En se débarrassant des filtres distordants, on permet à l'esprit de traiter l'information de manière plus précise, facilitant ainsi une prise de décision éclairée et alignée sur la réalité.

5. Prise de décision éthique : L'élimination des biais cognitifs selon la Via Negativa contribue à une prise de décision plus éthique. En éliminant les jugements préalables et les distorsions de la pensée, on favorise des choix basés sur des critères plus objectifs, éthiques et moraux.

6. Adaptabilité cognitive : La suppression des biais cognitifs favorise également l'adaptabilité cognitive. En éliminant les schémas de pensée rigides, on devient plus ouvert à l'apprentissage continu, à l'ajustement des opinions en fonction des nouvelles informations, et à une approche plus flexible face à la complexité du monde.

7. Promotion de la diversité de pensée : L'élimination des biais selon la Via Negativa promeut la diversité de pensée en évitant la restriction à une seule perspective. Cela encourage l'inclusion d'une variété de points de vue, renforçant ainsi la richesse et la profondeur des réflexions individuelles et collectives.

En résumé, l'application de la Via Negativa à la réduction des biais cognitifs offre une approche méthodique pour favoriser une pensée claire, objective et éthique. En éliminant progressivement les obstacles à une compréhension plus profonde, on crée un espace mental propice à des choix éclairés et alignés sur des valeurs éthiques.

Conclusion.

C.

La Via Négativa dans toute sa richesse.

La Via Négativa, en tant que philosophie de la négation et de l'élimination, offre une perspective intrigante et profonde sur la prise de décision et la résilience. Ses fondements dans la pensée philosophique ancienne, en particulier dans l'apophatisme des mystiques et théologiens, apportent une profondeur historique à cette approche contemporaine.

L'application de la Via Negativa dans la vie quotidienne se manifeste à travers une série de principes. L'éviction des erreurs, la recherche de robustesse par la soustraction, l'exploration de l'antifragilité, l'art du non-faire, la simplicité et l'élimination du superflu, la reconnaissance du rôle de l'incertitude, et enfin, l'encouragement de l'adaptation et de la flexibilité, forment un ensemble d'outils conceptuels pour naviguer dans un monde complexe et en constante évolution.

Pourtant, malgré ses avantages, la Via Negativa n'est pas sans ses limites. Les risques d'aversion excessive, de limitation des opportunités, de complexité dans l'élimination, et la nécessité de l'appliquer de manière contextuelle soulignent la nécessité d'une approche équilibrée. L'équilibre avec des approches positives, telles que la pensée constructive et la recherche proactive d'opportunités, est essentiel pour éviter les pièges d'une application trop rigide.

En comprenant ces facettes de la Via Negativa, nous sommes mieux équipés pour intégrer cette approche dans nos vies. Chercher un équilibre entre l'élimination des obstacles et la saisie des opportunités devient une quête de sagesse et d'efficacité. La Via Negativa nous enseigne que parfois, la clarté émerge de la négation, que la robustesse naît de la suppression des fragilités, et que la croissance peut découler de la capacité à s'adapter aux changements plutôt que de les prévoir.

Ainsi, la Via Negativa, en tant que guide pour la prise de décision, propose une invitation à la réflexion constante sur ce qui est essentiel, tout en reconnaissant la fluidité et l'incertitude inhérentes à la vie. C'est une voie qui demande non seulement une compréhension intellectuelle, mais également une pratique quotidienne, encourageant chacun à explorer la puissance de la négation pour atteindre une vie plus équilibrée et résiliente.

Citations.

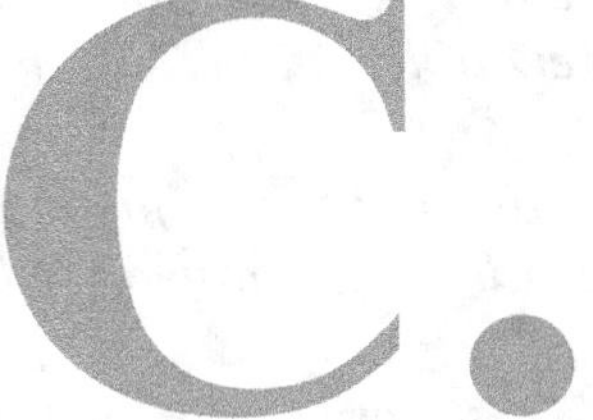

"La véritable révolution commence lorsque nous apprenons à dire non à l'inutile." - Albert Camus.

"La simplicité est la sophistication ultime." - Leonardo da Vinci.

"Dans l'élimination des choses inutiles, nous trouvons la véritable liberté." - Lao Tzu.

"La vie est vraiment simple, mais nous insistons à la rendre compliquée." – Confucius.

"La sagesse de la vie consiste à éliminer l'inutile." - Lin Yutang.

"Le génie réside dans la capacité à éliminer le chaos et à trouver la simplicité." - John Maeda.

"L'antifragilité découle de la capacité à éliminer la fragilité." - Nassim Taleb.

"La vraie sagesse réside dans la capacité à dire non aux distractions." - Steve Jobs.

"La meilleure manière de se débarrasser du superflu est de se concentrer sur l'essentiel." - Anton Pavlovitch Tchekhov.

"L'adaptabilité est la qualité suprême ; elle permet aux choses d'évoluer sans compromettre l'essence." - Stephen Hawking.

"La véritable puissance réside dans la capacité à éliminer le superflu et à se concentrer sur l'essentiel." - Winston Churchill.

"La force d'une personne réside dans sa capacité à dire non aux choses qui ne la font pas avancer." - Paulo Coelho.

"La simplicité est la sophistication suprême de l'expression." - Coco Chanel.

"Le pouvoir de l'adaptabilité réside dans la capacité à abandonner ce qui entrave notre croissance." - Maya Angelou.

"L'équilibre de la vie réside dans la subtile alchimie de la suppression et de la création." - Ralph Waldo Emerson.

"Le génie consiste à éliminer le chaos de l'ordinaire." - Terry Pratchett.

"La Via Negativa réside dans l'art délicat de l'élimination, créant de l'espace pour la croissance et la clarté." - William Blake.

"L'art de ne rien faire au moment opportun est souvent la clé du succès." - Victor Hugo.

"La résilience découle de la capacité à éliminer les fragilités, créant ainsi une force silencieuse." - Simone de Beauvoir.

"La Via Negativa est le chemin où chaque renoncement est un pas vers la liberté intérieure." - Hermann Hesse.

"La grandeur réside dans la capacité à éliminer l'inessentiel." - Bruce Lee.

"La vie devient plus simple et plus riche lorsque nous éliminons ce qui complique notre existence." - Henry David Thoreau.

"Savoir quand dire non est une clé pour ouvrir la porte du bonheur." - Dalai Lama.

"L'art de ne pas agir est souvent plus puissant que l'action elle-même." - Eckhart Tolle.

"La clarté naît du rejet des distractions qui obscurcissent notre vision intérieure." - Arthur Schopenhauer.

"La vie devient plus belle lorsque nous apprenons à éliminer ce qui la rend compliquée." - Johann Wolfgang von Goethe.

"Le vrai luxe réside dans la simplicité, dans la capacité à s'émerveiller des choses simples de la vie." - Audrey Hepburn.

"Éliminer le superflu permet à l'essentiel de briller avec éclat." - Julia Cameron.

"La véritable révolution commence lorsque nous décidons de ne plus être esclaves de l'inutile." - François Châtelet.

"La sagesse commence par la capacité à éliminer les pensées inutiles qui encombrent l'esprit." - Proverbe Zen.

VIA NEGATIVA : LA PREPARATION MENTALE DU SUCCES.

BONUS

COMMENT DEVENIR ANTIFRAGILE ?

Sommaire.

Fiche 1 :
Accepter l'incertitude.

Accepter l'incertitude, selon Nassim Nicholas Taleb, revient à reconnaître que l'avenir est fondamentalement imprévisible et que des événements inattendus peuvent se produire à tout moment. Voici quelques points pour développer cette idée :

L'acceptation de l'incertitude ne signifie pas simplement être passif face aux événements futurs, mais plutôt reconnaître que nous ne pouvons pas tout contrôler. Plutôt que de chercher à prédire et contrôler chaque aspect de notre vie, Taleb suggère de réduire notre vulnérabilité aux chocs en diversifiant nos sources de revenus, en développant des compétences polyvalentes et en évitant de s'enfermer dans des plans rigides. Plutôt que de chercher à prédire l'avenir avec précision, Taleb recommande de se préparer à affronter une variété d'événements possibles. Cela implique d'adopter une approche plus résiliente, où vous êtes prêt à faire face à l'inattendu en ayant des stratégies flexibles et en cultivant une certaine dose d'antifragilité.

Accepter l'incertitude est lié à l'idée d'apprendre par l'expérience. Plutôt que de simplement théoriser sur la manière dont les choses devraient se passer, Taleb encourage à apprendre à partir de la réalité concrète. Cela signifie être ouvert aux feedbacks du monde réel et ajuster constamment ses stratégies en fonction des résultats obtenus.

Taleb critique les modèles trop simplistes qui donnent une illusion de certitude. Il suggère de se méfier des théories et des projections qui négligent l'incertitude inhérente à la complexité du monde. Reconnaître cette complexité peut vous aider à éviter les pièges de la pensée simpliste.
L'acceptation de l'incertitude est également liée à la capacité à s'adapter aux changements. Plutôt que de résister au changement, Taleb propose de le considérer comme une opportunité d'apprentissage et d'amélioration. Les personnes et les organisations qui peuvent s'adapter rapidement ont plus de chances de prospérer dans un environnement incertain.

En somme, accepter l'incertitude selon Nassim Nicholas Taleb implique d'adopter une attitude réaliste et pragmatique face à la nature imprévisible de la vie. Cela ne signifie pas abandonner toute forme de planification, mais plutôt intégrer la flexibilité et l'adaptabilité dans nos approches pour mieux faire face aux défis et aux opportunités qui se présentent.

Fiche 2 :
Cultiver l'anti fragilité.

Cultiver l'anti fragilité, selon Nassim Nicholas Taleb, implique de créer des systèmes, des organisations ou des modes de vie qui non seulement résistent aux chocs et à l'incertitude, mais qui en profitent pour devenir plus forts. Voici quelques points pour développer cette idée :

Les systèmes anti fragiles ne se contentent pas de survivre aux perturbations, ils en tirent profit pour s'améliorer. Cultiver l'anti fragilité signifie adopter une mentalité qui voit les défis comme des opportunités d'apprentissage et de croissance. Plutôt que de craindre les revers, cherchez à en tirer des leçons pour renforcer vos compétences et vos ressources.

La diversification est une stratégie clé pour cultiver l'anti fragilité. Dans le contexte financier, cela signifie ne pas concentrer tous ses investissements dans un seul secteur. Dans la vie quotidienne, cela pourrait se traduire par la diversification des compétences, des relations sociales et des sources de revenus. La diversité offre une protection contre les chocs imprévus dans un domaine spécifique.

Les systèmes anti fragiles évitent la sur-optimisation, c'est-à-dire le surinvestissement dans des solutions spécifiques qui peuvent devenir fragiles face à des changements imprévus. Plutôt que de rechercher des solutions parfaites et spécialisées, privilégiez des approches flexibles et générales qui peuvent s'adapter à divers scénarios.

Pour devenir anti fragile, il est souvent nécessaire de s'exposer délibérément à des stress modérés et contrôlés. Cela peut se faire à travers des défis personnels, des projets ambitieux ou même des entraînements physiques. L'idée est de renforcer progressivement votre résistance aux pressions extérieures. La robustesse consiste à résister aux chocs, mais l'anti fragilité va au-delà en cherchant à bénéficier des perturbations. Cultiver la résilience signifie non seulement être capable de récupérer après un choc, mais aussi devenir plus fort grâce à cette expérience.

Un système est fragile s'il est vulnérable à des chocs systémiques. Cultiver l'anti fragilité implique de concevoir des systèmes qui résistent aux chocs et aux crises sans s'effondrer complètement. Cela peut inclure des pratiques telles que la décentralisation, la redondance et la flexibilité.

Taleb met l'accent sur l'importance de rechercher des options dans la vie. Cela signifie maintenir des opportunités ouvertes plutôt que de s'engager dans des voies irréversibles. Avoir des options vous donne la possibilité de vous adapter aux changements et de capitaliser sur les opportunités émergentes.

En résumé, cultiver l'anti fragilité consiste à créer des systèmes et des approches de vie qui non seulement résistent aux chocs et à l'incertitude, mais qui en bénéficient pour devenir plus résilients, adaptatifs et prospères. Cela nécessite souvent une réorientation mentale pour voir les défis comme des occasions d'apprentissage et de croissance plutôt que des menaces à éviter.

Fiche 3 :
Éviter la fragilité.

Éviter la fragilité, selon les idées de Nassim Nicholas Taleb, consiste à concevoir des systèmes, des plans, et des modes de vie qui ne sont pas excessivement vulnérables aux chocs et aux perturbations. Taleb a une aversion particulière pour la fragilité, qui décrit un état où les systèmes sont susceptibles de s'effondrer ou de subir des dommages importants en réponse à des changements inattendus. Voici quelques points pour développer cette idée :

Dans le contexte financier, Taleb souligne l'importance de diversifier les investissements pour éviter la fragilité. Ne pas mettre tous ses œufs dans le même panier réduit la vulnérabilité aux perturbations dans un secteur spécifique.

Éviter la centralisation excessive dans les systèmes est une stratégie antifragile. Si une partie du système échoue, la décentralisation permet de limiter les effets négatifs globaux. Cela peut s'appliquer aussi bien aux structures organisationnelles qu'aux décisions financières.

Introduire des éléments redondants dans un système peut aider à atténuer les risques de fragilité. Avoir des solutions de rechange ou des doublons pour des éléments critiques signifie que la défaillance d'un composant n'entraîne pas nécessairement la défaillance de l'ensemble du système.

Taleb critique la spécialisation excessive qui rend un système fragile. Des solutions trop spécifiques peuvent être efficaces dans des conditions spécifiques, mais elles sont vulnérables aux changements de contexte. Une approche plus généraliste peut souvent être plus résiliente.

La recherche d'options réelles, c'est-à-dire la possibilité de choisir parmi plusieurs alternatives à l'avenir, contribue à éviter la fragilité. Avoir des choix vous donne une flexibilité pour vous adapter aux circonstances changeantes.

L'endettement excessif rend un système fragile, car il peut rapidement conduire à des problèmes en cas de perturbations économiques. Taleb recommande d'éviter l'endettement excessif pour préserver une marge de manœuvre financière en cas de difficultés.

Les systèmes excessivement complexes sont plus difficiles à comprendre et à gérer, ce qui peut les rendre fragiles. Taleb suggère de préférer la simplicité lorsque cela est possible, car elle peut souvent être plus résiliente face à l'incertitude.

Être ouvert à l'apprentissage continu et à l'adaptation est une autre stratégie pour éviter la fragilité. Les systèmes qui restent statiques et qui ne s'adaptent pas aux changements deviennent plus vulnérables avec le temps.

En résumé, éviter la fragilité selon Nassim Nicholas Taleb implique de concevoir des systèmes et des modes de vie qui sont flexibles, résilients et capables de s'adapter aux changements inattendus. Cela demande souvent de remettre en question les approches traditionnelles qui pourraient être trop rigides ou fragiles face à la complexité du monde.

Fiche 4 :
Éviter les plans trop rigides.

Éviter les plans trop rigides fait partie de la philosophie de Nassim Nicholas Taleb en matière de gestion du risque et d'adaptation à l'incertitude. Taleb s'oppose à l'idée de plans trop détaillés et spécifiques, car ils peuvent être fragiles et inefficaces face à la réalité changeante. Voici quelques points pour développer cette idée :

Les plans trop rigides sont souvent élaborés en supposant une certaine stabilité et prévisibilité dans l'avenir. Cependant, dans un monde complexe et en évolution constante, cette rigidité peut conduire à des erreurs de jugement et à une vulnérabilité accrue aux chocs inattendus.

Taleb met en garde contre l'illusion de la prédictibilité, soulignant que la plupart des événements futurs sont difficiles, voire impossibles, à anticiper avec précision. Les plans rigides sont souvent basés sur des projections qui peuvent rapidement devenir obsolètes.

Éviter les plans trop rigides signifie privilégier l'adaptabilité. Plutôt que de s'enfermer dans un plan détaillé, Taleb recommande de favoriser des approches plus flexibles qui permettent de s'ajuster en fonction des changements de circonstances. Taleb encourage la recherche de l'optionalité, c'est-à-dire la préservation d'options ouvertes pour le futur.

Les plans trop rigides peuvent limiter les options et rendre difficile l'ajustement aux nouvelles informations ou aux événements inattendus. Les plans trop rigides sont souvent basés sur des prévisions qui peuvent s'avérer incorrectes. Taleb propose de concevoir des stratégies qui peuvent résister à des erreurs de prévision, plutôt que de s'effondrer en cas d'événements imprévus. Éviter les plans trop rigides implique de reconnaître l'ampleur de notre ignorance face à l'incertitude. Plutôt que de prétendre tout savoir et tout contrôler, Taleb encourage une attitude plus humble qui reconnaît les limites de notre compréhension. Taleb préconise l'apprentissage par l'expérience plutôt que de se fier uniquement à des plans théoriques. Les plans trop rigides peuvent être dépassés par la réalité, alors que l'expérience directe permet d'ajuster et d'améliorer continuellement ses approches.

En résumé, éviter les plans trop rigides selon Nassim Nicholas Taleb signifie embrasser l'incertitude, favoriser l'adaptabilité, et reconnaître que la réalité est souvent plus complexe et changeante que ne le laissent entrevoir des plans trop détaillés. Cela ne signifie pas abandonner toute planification, mais plutôt adopter une approche plus souple et réaliste qui permet de s'ajuster aux changements inattendus.

Fiche 5 :
Apprendre à perdre.

Apprendre à perdre, selon les idées de Nassim Nicholas Taleb, est un concept qui va au-delà de simplement accepter la défaite. Il s'agit d'une attitude mentale qui encourage à tirer des leçons des revers et des échecs, et à utiliser ces expériences pour se renforcer et s'améliorer. Voici quelques points pour développer cette idée :

Taleb souligne l'importance de surmonter l'aversion à la perte, c'est-à-dire la peur de perdre quelque chose de précieux. Cette aversion peut conduire à des décisions irrationnelles et à une incapacité à accepter les pertes inévitables de la vie.

Apprendre à perdre implique de développer une résilience face à l'adversité. Plutôt que de voir les revers comme des échecs personnels, il s'agit de les considérer comme des opportunités d'apprentissage et de croissance. Taleb encourage à cultiver l'antifragilité, c'est-à-dire la capacité de tirer profit des chocs et des perturbations pour devenir plus fort. Apprendre à perdre fait partie de ce processus en transformant les revers en occasions d'amélioration.

Accepter la possibilité de perdre remet en question les certitudes et les convictions rigides.

Cela favorise une attitude plus ouverte à la remise en question, à l'apprentissage continu, et à l'évolution des perspectives. Apprendre à perdre nécessite un certain degré d'humilité. Cela signifie reconnaître que personne n'a toutes les réponses, et que l'expérience de la défaite peut être une source précieuse de sagesse et de compréhension. Le perfectionnisme peut rendre difficile la gestion des revers, car il crée des attentes irréalistes.

Apprendre à perdre implique de renoncer à la recherche constante de la perfection et d'accepter l'imperfection inhérente à la vie.

Plutôt que de voir les erreurs comme des échecs définitifs, apprendre à perdre implique de les considérer comme des occasions d'amélioration. Examiner les erreurs, comprendre leurs causes et tirer des enseignements permet d'éviter de répéter les mêmes erreurs à l'avenir. Les moments de perte peuvent être des catalyseurs puissants de croissance personnelle. En apprenant à perdre, on développe la capacité à s'adapter, à rebondir et à évoluer, renforçant ainsi la résilience et l'antifragilité personnelle.

En résumé, apprendre à perdre selon Nassim Nicholas Taleb consiste à adopter une attitude ouverte et constructive face aux revers, à les utiliser comme des opportunités d'apprentissage, et à cultiver la résilience et l'antifragilité personnelle. C'est une approche qui favorise la croissance continue et la sagesse pratique dans la vie.

Fiche 6 :
Diversifier vos sources.

Diversifier vos sources de revenus et de compétences est une stratégie recommandée par Nassim Nicholas Taleb pour renforcer votre résilience face à l'incertitude et aux changements. Voici quelques points pour développer cette idée :

En diversifiant vos sources de revenus, vous réduisez votre dépendance à une seule source, ce qui rend votre situation financière moins vulnérable aux fluctuations économiques, aux perturbations de l'industrie ou à d'autres changements inattendus.

Posséder un éventail de compétences diverses vous rend plus adaptable face à un environnement en mutation. Si l'une de vos compétences devient obsolète ou moins demandée, vous avez d'autres compétences pour vous appuyer, vous permettant de vous ajuster plus facilement aux nouvelles réalités du marché du travail. La diversification crée une forme de redondance dans votre vie professionnelle. Si une source de revenus ou une compétence particulière devient moins pertinente, vous avez d'autres options à explorer, ce qui vous offre une certaine sécurité. Diversifier vos sources de revenus et de compétences est une stratégie de gestion du risque. Cela réduit l'impact potentiel des pertes dans un domaine particulier en répartissant vos actifs professionnels de manière plus équilibrée.

En ayant une variété de compétences, vous êtes mieux équipé pour explorer de nouvelles opportunités. Vous pourriez découvrir des domaines où vos compétences complémentaires peuvent être appliquées, élargissant ainsi votre champ d'action. Diversifier vos compétences et sources de revenus offre une flexibilité professionnelle accrue. Vous pouvez vous adapter plus facilement à de nouvelles opportunités ou à des changements de carrière, ce qui est particulièrement important dans un monde en constante évolution.

La diversité des compétences peut stimuler la créativité et l'innovation. Les connexions entre différentes compétences peuvent conduire à des idées novatrices et à des approches originales pour résoudre des problèmes. En diversifiant vos sources de revenus, vous augmentez votre indépendance financière. Ne pas dépendre exclusivement d'un seul employeur ou d'une seule activité professionnelle vous donne plus de contrôle sur votre situation financière. La diversification peut également contribuer à un meilleur équilibre vie professionnellevie personnelle. Si une source de revenus nécessite plus d'engagement à un moment donné, d'autres sources peuvent compenser, vous permettant de mieux gérer votre temps et vos priorités.

En résumé, diversifier vos sources de revenus et de compétences est une stratégie clé pour renforcer votre résilience, votre adaptabilité et votre indépendance. Cela vous positionne de manière plus robuste face à l'incertitude et vous offre davantage de possibilités d'exploration et de croissance professionnelle.

Fiche 7 :
Être conscient des biais cognitifs.

Être conscient des biais cognitifs est un aspect essentiel de la pensée critique et de la prise de décision éclairée. Les biais cognitifs sont des distorsions systématiques de la pensée qui peuvent influencer nos jugements et nos décisions de manière prévisible mais souvent subtile. Voici quelques points pour développer cette idée :

Le premier pas pour être conscient des biais cognitifs est de comprendre ce qu'ils sont. Les biais cognitifs sont des schémas de pensée prévisibles qui peuvent conduire à des jugements irrationnels. Certains exemples courants incluent le biais de confirmation, la surévaluation de soi, l'aversion à la perte, etc.
Être conscient des biais cognitifs nécessite une introspection honnête. Il est important de reconnaître que tout le monde est sujet à ces distorsions de la pensée, y compris soi-même. Cela peut être difficile car les biais sont souvent inconscients, mais la prise de conscience est la première étape vers une pensée plus objective.

Les biais cognitifs peuvent entraîner des jugements automatiques basés sur des schémas préexistants.

Être conscient de cela permet de remettre en question ces jugements automatiques et de prendre du recul avant de tirer des conclusions.

Les biais cognitifs peuvent être renforcés par la recherche sélective de l'information. Pour atténuer cela, demandez des avis contradictoires et exposez-vous à une variété de perspectives. Cela peut aider à contrer les tendances naturelles à la confirmation.

La connaissance est un outil puissant. En se familiarisant avec une variété de biais cognitifs, on peut mieux les identifier lorsqu'ils se manifestent. L'éducation continue sur ce sujet est donc cruciale.

Étant donné que les biais cognitifs sont souvent involontaires, il peut être utile de mettre en place des mécanismes de contrôle. Cela peut inclure des partenaires de pensée qui remettent en question vos idées, des check-lists pour vous assurer de prendre en compte différents facteurs, ou des périodes de réflexion prolongées avant de prendre des décisions importantes.

Les biais cognitifs peuvent être exacerbés dans des situations ambiguës. Être conscient de cela peut inciter à adopter une approche plus prudente et à reconnaître les limites de la certitude.

Les groupes homogènes sont plus susceptibles de souffrir de biais cognitifs collectifs. Favoriser la diversité des idées et des perspectives peut aider à atténuer ces distorsions en introduisant des points de vue différents.

En résumé, être conscient des biais cognitifs est un élément clé de la pensée critique. Cela implique de reconnaître ces schémas de pensée, de remettre en question ses propres jugements automatiques, de s'éduquer sur le sujet, et de mettre en place des mécanismes de contrôle pour favoriser une prise de décision plus objective. C'est une démarche continue qui contribue à une pensée plus informée et éclairée.

Fiche 8 :
Cultiver la sagesse pratique.

Cultiver la sagesse pratique, également appelée phronesis, est un concept qui met l'accent sur le développement d'une compréhension profonde et contextuelle qui guide des actions judicieuses et moralement justes. Cette idée, souvent associée à la philosophie grecque antique, est pertinente dans le cadre de la pensée de Nassim Nicholas Taleb qui préconise une approche réaliste et adaptative face à l'incertitude. Voici quelques points pour développer cette idée :

Cultiver la sagesse pratique commence par une compréhension réaliste de la réalité. Il s'agit de voir le monde tel qu'il est, avec ses complexités, ses incertitudes et ses nuances, plutôt que de s'en tenir à des modèles simplistes. La sagesse pratique s'acquiert par l'expérience et l'apprentissage continu. Cela implique d'intégrer les leçons tirées des succès et des échecs passés dans la prise de décisions présentes. L'expérience devient une source de sagesse à mesure que l'on apprend à naviguer dans diverses situations.

La sagesse pratique guide la prise de décision éclairée. Plutôt que de se fier uniquement à des règles rigides ou à des modèles abstraits, la sagesse pratique invite à considérer les circonstances spécifiques et à adapter les décisions en fonction du contexte.

Cultiver la sagesse pratique implique d'éviter de s'enfermer dans des idéologies rigides. Taleb critique souvent la tendance à appliquer des modèles théoriques abstraits à des situations.

FIN.

9 798876 370150